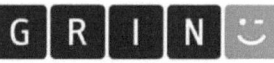

Sascha Schmid

Intervention Mapping. Stressprävention und Stressregulierung im Setting Hochschule

GRIN Verlag

Bibliografische Information der Deutschen Nationalbibliothek:

Die Deutsche Bibliothek verzeichnet diese Publikation in der Deutschen National-
bibliografie; detaillierte bibliografische Daten sind im Internet über http://dnb.d-
nb.de/ abrufbar.

Impressum:

Copyright © 2011 GRIN Verlag GmbH
Druck und Bindung: Books on Demand GmbH, Norderstedt Germany
ISBN: 978-3-656-55482-0

Dieses Buch bei GRIN:

http://www.grin.com/de/e-book/265614/intervention-mapping-stresspraevention-
und-stressregulierung-im-setting

GRIN - Your knowledge has value

Der GRIN Verlag publiziert seit 1998 wissenschaftliche Arbeiten von Studenten, Hochschullehrern und anderen Akademikern als eBook und gedrucktes Buch. Die Verlagswebsite www.grin.com ist die ideale Plattform zur Veröffentlichung von Hausarbeiten, Abschlussarbeiten, wissenschaftlichen Aufsätzen, Dissertationen und Fachbüchern.

Besuchen Sie uns im Internet:

http://www.grin.com/

http://www.facebook.com/grincom

http://www.twitter.com/grin_com

Sascha Schmid

Stressprävention und Stressregulierung im Setting Hochschule

Seminararbeit im Rahmen des Seminars:

Intervention Mapping

INSTITUT FÜR SPORT- UND BEWEGUNGSWISSENSCHAFT
UNIVERSITÄT STUTTGART

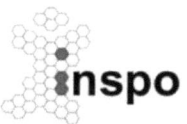

SS 2011, 30. SEPTEMBER

Inhaltsverzeichnis

1 Einleitung

„In der Erkenntnis seiner Lage liegt die Chance des Menschen", verkündete der Philosoph Blaise Pascal, der den Menschen als ein, an die Ketten des Daseins, gebundenes Wesen betrachtete.[1] Wohl wahr, sind wir alle hin- und hergerissen zwischen den Anforderungen des privaten Lebens und den Anforderungen der Arbeit. Die eigenen Erwartungen sollen genauso erfüllt werden, wie die der Familie. Man sollte sich der Karriere uneingeschränkt widmen, gleichzeitig sollen aber auch die sozialen Kontakte nicht zu kurz kommen. Prüfungen und etliche Lerneinheiten im Studium müssen pflichtgemäß und erfolgreich absolviert, aber im gleichen Atemzug müssen noch andere Prioritäten des Lebens erledigt werden. Aufgabe des Individuums ist es nun, eine Balance zwischen den umweltbedingten Anforderungen und den persönlichen Bewältigungsstrategien zu halten. Dies geschieht zunächst einmal in der *pascalschen* Erkenntnis, dass der Stress im Kopf entsteht. Angesprochen ist damit der transaktionale Ansatz von Richard Lazarus, dessen Stressmodell als theoretische Rahmenkonzeption für diese Arbeit dienen soll (Lazarus & Folkman, 1984; einen aktuellen Überblick bieten Glanz & Schwartz, 2008). Die Anwendung dieser Theorie und die Auswahl adäquater Stressbewältigungsmaßnahmen für Studierende einer Universität sollen Bestandteil einer fiktiven Intervention[2] sein, die unter dem Titel *Students Stress Project* firmiert. Die Realisierung dieser Intervention folgt den Schritten des Intervention Mapping Ansatzes, dessen Handlungslogik, sowohl die individuelle als auch die organisationale Ebene berücksichtigt (Bartholomew, Parcel, Kok, Gottlieb & Fernandez, 2011).
In diesem Sinne stehen auch die Hochschulen in der Verantwortung, entsprechende Lebens- und Arbeitsverhältnisse zu schaffen, die eine Balance von Anspannung und Entspannung ermöglichen (vgl. Kaluza, 2011).
Obwohl das individuelle Verhalten der Studierenden bei der Stressentstehung maßgebend ist, sind auch die strukturellen Gegebenheiten der Universität relevante Einflussfaktoren für die Etablierung eines gesundheitsförderlichen Verhaltens.

---

[1] Das Zitat stammt ursprünglich von dem Rezensenten Ralf Konersmann, der in seinem Beitrag für die Süddeutsche Zeitung (12.08.11) die Pascal-Monographie von Robert Hugo Ziegler kritisiert. Der Titel lautet: *Hin- und hergerissen zwischen dem guten und dem bösen Gelüste.*

[2] Empirische Daten, die aus eventuellen Fragebögen, Interviews oder Evaluationsmaßnahmen stammen, sind aus logischen Gründen nicht gegeben. Vielmehr soll die Konzeption dieser Seminararbeit als Heuristik aufgefasst werden.

2 Bedürfnisanalyse – Schritt Eins

Für die Analyse von Lebensqualität und gesundheitsbezogenen Risiken, sowie zur Bestimmung von Verhältnis- und Verhaltensursachen in der Zielgruppe der Bachelorstudenten[3], erweist sich das *PRECEDE-Modell* von Green und Kreuter (2005) als operabel. Die Durchführung dieser Bedürfnisanalyse obliegt einer Planungsgruppe, die aus Sportwissenschaftlern, Sozialpsychologen des Lehrstuhls für Sport- und Gesundheitspsychologie, Mitarbeiter des Hochschulsports und betroffenen Studierenden, die bereits eine erfolgreiche Stressbewältigung durchlebt haben, zusammengesetzt ist. Die Supervision der Planungsgruppe übernimmt der Gesundheitsmanager der Universität

Finanziert wird die Intervention durch Stiftungen, Eigenmittel der Universität, sowie durch monetäre Fördermaßnahmen der Landesregierung Baden-Württembergs. Zur kontinuierlichen Sicherung der finanziellen Lage, orientiert sich die Planungsgruppe an den Vorgaben der Techniker Krankenkasse (2010).[4] Langfristig so resümieren die Autoren

> „ist es hilfreich, ein festes jährliches Budget inklusive einzelner Kostenstellen mit der Hochschule zu vereinbaren. Dabei sind insbesondere folgende Kostenpunkte zu berücksichtigen: Büromaterial, Dienstreisen, Durchführung einzelner Maßnahmen, Öffentlichkeitsarbeit und Hilfskräfte" (Techniker Krankenkasse, 2010, S. 101).

Zur Analyse der Ausgangssituation der Studierenden als auch der strukturellen Gegebenheiten der Universität müssen geeignete Instrumente der hochschulbezogenen Gesundheitsförderung erfasst und selegiert werden. Anhand der Literaturrecherche, die die Anwendung der einzelnen Instrumente erfasst, entscheidet sich die Planungsgruppe für die Mitarbeiter-/Studierendenbefragung bzw. die Experteninterviews, und die Fokusgruppenbefragung (vgl. Techniker Krankenkasse, 2008). Insbesondere die Fokusgruppenbefragung zeichnet sich durch eine effiziente Durchführung aus, die auf neue Erkenntnisse, Probleme und Defizite in einer Organisation hinweist (Michel, 2007, S. 93). Zusätzlich werden Mind-Mapping-Verfahren respektive sogenannte *Core Processes* (Bartholomew, 2011, S. 25) innerhalb der Planungsgruppe verwendet.

---

[3] Angesprochen sind alle Studenten und Studentinnen jeglicher Fachrichtung, da das Stressprogramm an sämtlichen Instituten etabliert werden soll. Die Intervention richtet sich nicht an Masterstudierende, weil hier angenommen werden muss, dass diese bereits ausreichend Kompetenzen und Bewältigungsstrategien im Umgang mit studienbedingtem Stress besitzen.

[4] Ein expliziter Budgetplan kann in dieser Arbeit aus ersichtlichen Gründen nicht aufgestellt werden, ist aber für eine reale Interventionsplanung unerlässlich.

Nachfolgend sind die Ergebnisse der Bedarfserhebung, die epidemiologischen Daten, und die daraus resultierenden Implikationen für die Programmziele dargestellt.

2.1 Ergebnisse und Implikationen

Abbildung 1 zeigt das stressbezogene PRECEDE-Logic-Modell nach Erhebung der Baselinemessung mit den oben erwähnten Instrumenten.

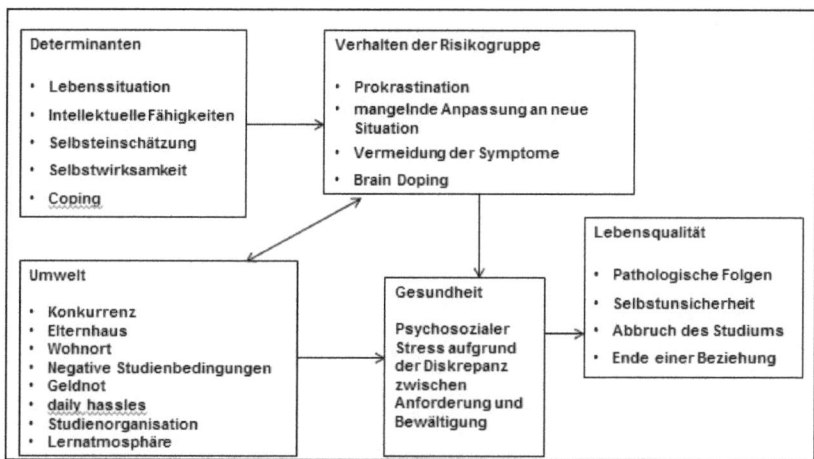

Abb. 1. Bedarfserhebung nach dem PRECEDE-Modell

Studien, die einige der in der Abbildung 1 genannten Faktoren der Umwelt und der persönlichen Determinanten bestätigen, finden sich bei Hildebrand, Michel und Surkemper (2007). Überhaupt ist das Studium neben familiären Konflikten und finanziellen Sorgen, der primäre Stressauslöser (Gangl, 2009), was eine settingbezogene Intervention an den Hochschulen dringend erforderlich macht.

Als „Hauptquellen der Belastung Studierender sind einerseits Unklarheit und Unstrukturiertheit sowie andererseits ein hoher Zeitaufwand" (Hildebrand et al., 2007, S. 21; zit. nach Hornung & Knoch, 1999, S. 192). Die Planungsgruppe nimmt an, dass sich die Unklarheiten auf die mangelnde Studienorganisation und die Unstrukturiertheit auf fehlende Bewältigungsstrategien und Prokrastination zurückführen lässt.

In der Tat ist das kritische Aufschiebeverhalten im Studium nicht zu unterschätzen. Der Anteil der Studierenden liegt laut Rückert (2011, S. 16) bei ca. 70 Prozent. Zu ähnlich hohen Ergebnissen kommt auch Schulz (2007, S.10f). Es wird vermutet, dass die Prokrastination das Stresserleben der Studierenden deutlich verschärft und folglich zur Minderung der

Studienleistung beiträgt.[5] Zur Überprüfung der akademischen Prokrastination in der Zielgruppe der Bachelorstudenten, verwendet die Planungsgruppe den *Academic Procrastination State Inventory*-Fragebogen (Schulz, 2007, S.138), der sich im Anhang befindet. Für die Erhebung der Situationseinschätzung und die Bewältigungsart gemäß der transaktionalen Stresstheorie, findet der modifizierte Fragebogen von Jerusalem

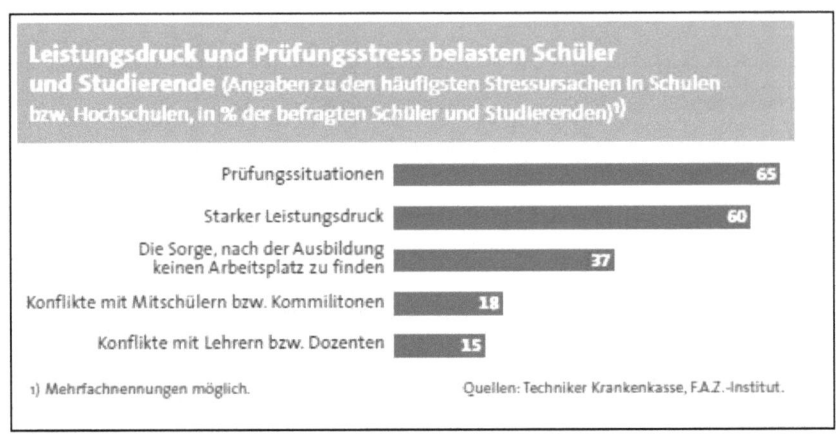

Abb. 2. Stress in Schule und Studium (Gangl, 2009)

(1990; vgl. auch Born, Crackau & Thomas, 2008, S.54) Anwendung.[6]
Wie Abbildung 2 verdeutlicht ist es daher nicht verwunderlich, dass Studierende Prüfungssituationen als starke Belastungen empfinden.
Insgesamt zeigen die Ergebnisse der Fokusgruppenbefragung, dass die Universität erhebliche Kapazitäts- und Kompetenzprobleme im Umgang mit der Stressproblematik bei den Studierenden aufweist. So gibt es nur eine psychologische Beratungsstelle und eine meist indisponible Studienberatung, die zudem kaum über das notwendige Wissen verfügt. So gesehen müssen gesundheitsförderliche Ressourcen und Strukturen geschaffen werden, so dass in den Worten von Gräser (2007, S. 62) ein *universitärer Kohärenzsinn* entstehen kann.
Aus der Konsequenz der bisherigen Erkenntnisse sind folgende Programmziele anzustreben. Erstens die positive Veränderung stressinduzierter Bewertungen von situativen Anforderungen. Zweitens die Anwen-

---

[5] Prokrastination ist hier einerseits Ursache von Stress, andererseits ist das Aufschieben auch als ungeeignete Stressreaktion zu verstehen.
[6] Die Ergebnisse der Studie von Born et al. (2008) können als richtungsweisend für Trainings- und Beratungsprogramme zur Stresspravention im Setting Hochschule angesehen werden. Die in der Studie verwendeten Fragebogenitems, müssten für diese fiktive Intervention sinnvoll ergänzt und modifiziert werden.

dung von geeigneten Bewältigungsstrategien. Schließlich die Optimierung der Studienleistung durch einen gesundheitsförderlichen, universitären Kohärenzsinn.

3 Matrizen – Schritt zwei

Basierend auf der Bedürfnisanalyse, erfolgt im nächsten Schritt die Spezifikation *proximaler Programmergebnisse*, um feststellen zu können, welche konkreten Veränderungen sich durch die Intervention ergeben sollen (Schlicht & Brand, 2007, S. 142). Zur Erfüllung dieser Aufgabe sind weiter unten die dafür nötigen Determinanten und Änderungsziele (change objectices) in Matrizenform dargestellt.

Tabelle 1 zeigt die Matrix der Risikogruppe der Studierenden. Die Determinanten *Selbstwirksamkeit* und *Konsequenzerwartung* sind aus *der Sozial Kognitiven Theorie* von Bandura übernommen (einen guten Überblick über die Theorie bieten McAlister, Perry & Parcel, 2008). Die noch fehlenden Determinanten *Wissen* und *Soziale Unterstützung* gewann die Planungsgruppe mit Hilfe einer umfangreichen Literaturrecherche. Die Auswahl dieser zwei Determinanten gründet sich auf den Faktoren Relevanz (relevance) und Veränderbarkeit (changeability) wie es Bartholomew und Kollegen (2011, S. 272) vorschlagen.

Die drei Handlungsziele in Tabelle 2 basieren auf den drei Komponenten *Verstehbarkeit*, *Machbarkeit* und *Sinnhaftigkeit* des salutogenetischen Kohärenzsinnes von Antonovsky (1988; siehe auch einzelne Beiträge zur Salutogenese bei Jerusalem & Weber (2003). Die Determinante *Einstellung* entnimmt die Planungsgruppe aus der *Theorie des geplanten Verhaltens* (für einen umfassenden Überblick über das Gesamtmodell bieten Wänke & Bohrer, 2006; Schlicht & Strauß, 2003; Luszczynska & Sutton, 2007; Montano & Kasprzyk, 2008; Bartholomew et al., 2011).

Tab. 1. *Outcome des Verhaltens: Erreichen einer Balance von Anforderung und Bewältigung.*

Handlungs-ziele	Selbstwirksam-keit	Soziale Un-terstützung	Konsequenzer-wartung	Wissen
PO.1. Erkennen der Stresssymptome	SW.1. Zuversicht im Umgang mit Stresssymptomen		KE.1. Erwartung eines positiven Outcomes durch Identifikation der Stresssymptome	W.1. Wissen um die Stresssymptome erwerben
PO.2. Vermeidung von Prokrastination	SW.2. Fähig kontinuierliches Arbeiten im Studium	SU.1. Unterstützung von Experten und Kommilitonen	KE.2. Erwartung, dass die Vermeidung von Prokrastination, dass Stressempfinden	W.2. Reflexion der negativen Konsequenzen von Prokrastinati-

	zu gewährleisten	wahrnehmen	deutlich senkt	on
PO.3. Anwenden adäquater Coping-Strategien	SW.3. Zuversicht im Umgang mit Coping-Strategien	SU.2. Unterstützung von Experten und Kommilitonen wahrnehmen	KE.3. Erwartung das Coping Distress deutlich reduziert	W.3. Wissen um die Coping-Strategien

Tab. 2. *Outcome der Umweltakteure: Schaffung einer kohärenten, universitären Umwelt.*

Handlungsziele	Selbstwirksamkeit	Einstellung	Konsequenzerwartung	Wissen
PO.1. Verständnis über die Schaffung gesundheitsbezogener Ressourcen	SW.1. Zuversicht hinsichtlich der Planung und Organisation einer universitären Kohärenz	E.1. Überzeugung von den Maßnahmen der Stressbewältigung	KE.1. Erwartung, dass die Maßnahmen zur Stressbewältigung zu einer besseren Studiensituation führen	W.1. Wissen und Kompetenzen bei der Etablierung einer gesundheitsförderlichen Universität
PO.2. Verfügung von gesundheitsbezogenen Strukturen	SW.2. Zuversicht hinsichtlich der Planung und Organisation einer universitären Kohärenz	E.2. Überzeugung eine universitäre Gesundheitsförderung zu etablieren	KE.2. Erwartung, dass eine universitäre Gesundheitsförderung zu einer besseren Studiensituation führt	W.2. Wissen und Kompetenzen bei der Etablierung einer gesundheitsförderlichen Universität
PO.3. Studium und Universität werden von den Studenten als sinnvoll erachtet	SW.3. Zuversicht, die Studierenden von den Vorzügen einer universitären Ausbildung überzeugen zu können	E.3. Überzeugung, dass ein universitäres Kohärenzgefühl, die Motivation der Studenten und die Studienleistung erhöht	KE.3. Erwartung, dass ein universitäres Kohärenzgefühl, die Motivation der Studenten und die Studienleistung erhöht	

Gewiss sind die Matrizen und die darin beschriebenen Programmziele in kompakter Form dargestellt. Für die weitere Planung in dieser Intervention, ist das Ergebnis von Schritt zwei jedoch vollständig. Eine ergänzende Variante der Matrizen bietet die ähnliche Intervention von Kraag, Kok, Abu-Saad, Lamberts und Fekkes (2005, S. 40).

4 Methoden und Anwendungen – Schritt drei

Mit der Festlegung der Änderungsziele ergeben sich nun die dafür notwendigen Methoden und praktischen Strategien. Zur theoretischen Fun-
dierung der Methoden, bedient sich die Planungsgruppe der bereits oben
erwähnten Sozial kognitiven Theorie, des Elaboration-Likelihood Modells
(Petty & Cacioppo, 1986) und der Goal-Setting-Theorie (zusammenfas-
send siehe Bartholomew, 2011, S. 79f). Neben der Kernmethode der
Verbesserung physischer und körperlicher Befindlichkeit (vgl. Bartholomew et al., 2011, S. 342), die in Form der Trainingsmodule im nächsten
Schritt genauer beschrieben wird, sind für die Zielgruppe der Studierenden das Modelllernen und die Informationsverarbeitung bzw. die Elaboration von hoher Relevanz.
Für die Akteure der Universität präferiert die Planungsgruppe die Metho-
de Elaboration und die damit zusammenhängende persuasive Kommunikation nach Cialdini (2010).[7]
Da die Elaboration bei beiden Akteuren eine Rolle spielt, erscheint es
sinnvoll, sie im nächsten Abschnitt näher zu beschreiben.

4.1 Theoretische Fundierung - Das Elaboration-Likelihood Modell (ELM)

Um den Einfluss der persuasiven Kommunikation auf die gesundheitsre-
levante Einstellung interpretieren und vorhersagen zu können, bedarf es
einer theoretischen Konzeption der Informationsverarbeitung. Hierfür eignet sich das ELM, das in Abbildung 3 etwas vereinfacht repliziert ist.

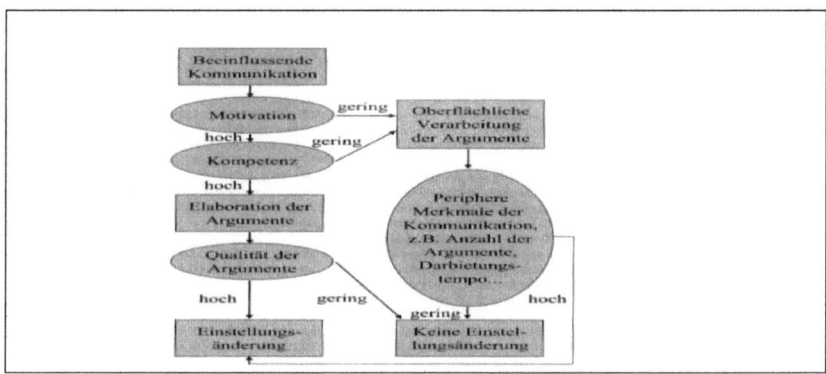

Abb. 3. Prozessmodel der Elaborationswahrscheinlichkeit (Felser, 2007, S. 327; nach
Petty & Cacioppo, 1986, S. 4)

---

[7] Da sich die Intervention vornehmlich auf die Risikogruppe der Studierenden konzentriert,
beschränkt sich die Auswahl der Methoden, Strategien und der späteren Programmdurch-
führung auf einen kommunikationstheoretischen Schwerpunkt. Auf eine tiefergehende
Bearbeitung der Programmentwicklung bei den Akteuren der Universität muss deshalb in
dieser Arbeit verzichtet werden.

Eine prägnante Zusammenfassung des Modells formulieren Petty, Barden und Wheeler (2009, S. 195f):

> „In the simplest sense, the ELM does three things. First, the ELM points to two routes to persuasion – a thoughtful and cognitively effortful route that occurs when the person is both motivated and able to think [...] and a less thoughtful route that occurs when motivation and ability are low. Second, the model points to consequences of these two routes. Thoughtful attitudes are [...] confidently held, persistent over time [...] and predictive of behavior. Third, the model specifies how variables have an impact on persuasion [...] Variables can influence a person's motivation to think or one's ability to think.

Diese sogenannten *Variablen* entsprechen in dieser Arbeit den sechs Prinzipien der Persuasion nach Cialdini (2010). Diese lauten *Autorität, soziale Bewährtheit, Knappheit, Sympathie, Reziprozität* und *Konsistenz*. Diese Prinzipien sind entsprechend unserer Interventionsüberlegung anzuwenden. Ein Beispiel für den Gesundheitskontext bietet Cialdini, Maner & Gerend (2007, S. 269). Überdies finden sich die wichtigsten Aussagen zu den zentralen und peripheren Prozessen in Tabelle 3.

Tab. 3. *Kernaussagen zur zentralen und peripheren Route (Schlicht & Strauß, 2003, S. 33)*

Ist der Rezipient:	dann folgt auf der zentralen Route	dann folgt auf der peripheren Route
Hoch motiviert und verfügt über hohe Fähigkeiten	• Argumente wichtig • Dauerhafte Einstellungsänderung • Einstellungsänderung stabil gegenüber Gegenargumenten • Wahrscheinlich auch Verhaltensänderung	• Argumente ohne relevante Wirkung
Unmotiviert und hat geringe Fähigkeiten	• Argumente ohne relevante Wirkung	• Argumente unwichtig • Personenmerkmale des „Senders" relevant • Kurzfristige Einstellungsänderung • Geringer Einfluss auf das Verhalten

Es ist nach dieser Auflistung ersichtlich, dass persuasive Argumente auf der zentralen Route, die Einstellungs- bzw. die Verhaltensmodifikation umso wahrscheinlicher machen. Zu klären ist schließlich noch, was die Qualität eines Arguments ausmacht. Bartholomew et al. (2011, S. 99; zit. nach Petty & Wegener, 1998) präferieren folgende Faktoren:

– Expectancy value: people like outcomes that are likely and desirable and avoid outcomes that are likely and undesirable

- Causal explanations: a causal explanation will convince receivers of the likelihood of the outcome.
- Functionality: arguments that match the way people look at the world are more convincing
- Importance: the relevance of outcomes determines the argument's effectiveness.
- Novelty: an unfamiliar or unique argument has more impact than does a familiar argument.

Zu beachten ist, dass solche qualitative Argumente ihre Stärke nur auf der zentralen Route entfalten bzw. effektiv sind, und nicht auf der peripheren Route (Bartholomew et al., 2011, S. 99).

4.2 Akteurzentrierte Methoden und Anwendungen

Tabelle 4 fasst sodann die theoretischen Methoden und die davon abgeleiteten praktischen Theorien anhand der Determinanten aus den Matrizen zusammen.

Tab. 4. *Methoden und Anwendungen bei den Zielgruppen.*

Determinanten	Methoden	Anwendungen
Studierende		
Wissen um die Stresssymptome	Elaboration Modelllernen	(Online-) Vorlesungen über Ilias Vorträge an der Uni
Wissen um die Problematik Prokrastination	Elaboration Modelllernen	(Online-) Vorlesungen über Ilias Vorträge an der Uni
Selbstwirksamkeit/Fähigkeit für Stressbewältigung	Elaboration Modeling Goal Setting Improving physical and emotional states	Expertengespräche Foren in Ilias Zielvereinbarungen mit einem Psychologen treffen Trainingsmodule
Konsequenzerwartungen	Modelllernen	Positive Selbstberichte von Studenten Trainingsmodule
Soziale Unterstützung	Verstärkung	Motivierende Gespräche mit den Experten Anfertigung von Hedonielisten Trainingsmodule
Akteure der Universität		
Positive Einstellung für die Etablierung gesundheitsbezogener Strukturen und Ressourcen	Persuasive Kommunikation	Vortrag, Sitzung Einzelgespräche
Wissen um die gesundheits-	Elaboration	Vortrag, Sitzung Einzelgespräche

förderlichen Strukturen und Ressourcen		

Dalum, Schaalma und Kok (2011, S. 6) weisen darauf hin, „when translating methods into strategies, it is crucial to acknowledge that a method may be only effective within certain parameters or conditions. " So gesehen ist das Modelllernen nur unter vier spezifischen Parametern respektive Bedingungen effektiv (Bartholomew et al., 2011, S. 360). Unter anderem muss sich der Beobachter mit dem Modell identifizieren können. Da in dieser Intervention ebenfalls Studierende als Modelle zum Einsatz kommen, dürfte die Identifikation mit den Kommilitonen nicht schwer fallen.

5 Programmentwicklung – Schritt vier

Unter Beachtung der Resultate aus Schritt zwei und drei, entscheidet sich die Planungsgruppe für das etablierte Gesundheitsförderungsprogramm *Gelassen und sicher im Stress*, das sich aus mehreren Basis- und Ergänzungsmodulen zusammensetzt (Kaluza, 2011). Ergänzend dazu wird zu Beginn der Trainingsmodule ein Zeitungsartikel mit dem Titel Stressfrei im Studium veröffentlicht, der im Sinne einer *role-model story* (vgl. Bartholomew, 2011), die modellhaften Erfahrungsberichte der Studierenden aus der Planungsgruppe enthält. Komplettiert wird die Gesamtplanung des Programms durch die Bereitstellung von Trainingsmanuals für die Verantwortlichen der Implementation sowie die Gestaltung der Ilias-Umgebung mit Foren, Onlinevorlesungen respektive Informationsmaterial zum Thema Stress.

Wie Kaluza (2011, S. VI) darauf hinweist gilt die Teilnahme an einer Fortbildungsveranstaltung als „obligate Voraussetzung für die Durchführung des Programms [...] sowie für die Nutzung der Trainingsmaterialien." Der Gesundheitsmanager steht demnach in der Verantwortung, die Planungsgruppe um lizensierte Kursleiter zu erweitern bzw. eine Art *linkage system* (vgl. Bartholomew, 2011, S. 470ff) mit dem GKM-Institut für Gesundheitspsychologie zur Durchführung der notwendigen Fortbildungsmaßnahmen anzustreben.

Auf die erforderliche Pilotphase zur Testung der Materialien und die Akzeptanz des Programms, wird am Ende dieses Kapitels gesondert eingegangen.

5.1 Ablauf des Gesundheitsprogramms

Die unten aufgeführte Tabelle 5 gibt eine kompakten Überblick über die zeitliche und inhaltliche Konzeption des Gesundheitsförderungsprogramms Gelassen und Sicher im Stress nach Kaluza (2011. S. 178). Wie vom Autor vorgesehen, obliegt es dem Kursleiter einzelne Programmelemente respektive Programmschritte zu modifizieren und mögliche Schwerpunktsetzungen selbst zu wählen (Kaluza, 2011, S. 178).

Tab. 5. *Plan des Gesundheitsförderungsprogramms (mod. nach Kaluza, 2011, S. 178).*

Sitzung	Entspannungstraining	Mentaltraining	Problemlösetraining	Genusstraining	Sport und Bewegung
1	Ankommen und Kennenlernen, Hinweise zu Ilias und den Informationsmaterialien, Einführung zum Thema Stress und den Modulen, Organisation und Ablauf (120 min)				
2	Einführen der PMR[8] Teil 1; Übungen (50 min)	Stressverschärfende und Förderliche Denkmuster (45 min)			
3	Rückmeldungen über Übungen; PMR Teil 2 (30 min)	Förderliche Denkmuster entwickeln; mentale Strategien (50 min)	Einführung und Gruppengespräch über persönliche Stressoren (40 min)		
4	Rückmeldung; PMR Teil 3 (30 min)	Entschärfung von stressverstärkenden Einstellungen (60 min)	Verhaltensanalyse von Stresserfahrungen; Einführen der Selbstbeobachtung (30 min)		
5	Rückmeldung; PMR Teil 4 (30 min)	Förderliche Einstellungen verankern (60 min)	Auswerten und Fortsetzen der Selbstbeobachtung (30 min)		
6	Rückmeldung; Einführung der PMR Kurzform (30 min)		Auswertung der Selbstbeobachtung (30 min)	Einführung: Erholung – aber richtig; Gruppengespräch (60 min)	
7	Rückmeldung;		Anwendung	Praktische	

---

[8] Progressive Muskelrelaxation

	Einführung des Ruhewortes[9] (30 min)		der Problemlösestrategie auf ausgewählte Belastungssituationen (60 min)	Übungen zum Genießen; Selbstbeobachtung: Genießen im Alltag (30 min)	
8	Rückmeldung; Entspannungsübung mit Ruhewort (20 min)		Wie Sitzung 7 (60 min)	Praktische Übungen zum Genießen; Hedonieliste (40 min)	
9	Rückmeldung; Anwendung der Entspannung im Alltag (20 min)		Formulierung von positiven Handlungszielen (30 min)		Einführung: Sport und körperliche Aktivität (120 min)
10	Entspannung durch Vergegenwärtigung (20 min)		Sinnvolle Zeiteinteilung im Studium zur Vermeidung der Prokrastination (60 min)		Einführung: Sport und körperliche Aktivität (120 min)
11			Quart-A-Strategie (20 min)		Übungen und Spiele in der Turnhalle; eventuell Bildung von Laufgruppen
12	Zusammenfassung, Rückmeldung, Evaluation, Planen eines persönlichen Gesundheitsprojektes, Abschied nehmen (120 min).				

Die Wahl für das Ergänzungsmodul Sport und Bewegung ist einer Literaturrecherche zum Thema Sport und Stress geschuldet. So zeigt sich, dass, „körperliche Aktivität in diesem Wechselspiel zwischen wahrgenommener Anforderung [...] verfügbaren Ressourcen und gesundheitlichen Konsequenzen eine wichtige Rolle spielt (Dishman & Jackson, 2000; zit. nach Fuchs, 2003, S. 93). Die möglichen Wirkungsweisen von körperlicher Aktivität im Rahmen von Stress und Gesundheit finden sich bei Fuchs, Hahn und Schwarzer (1994; zit. nach Fuchs, 2003, S. 94). Was genau unter körperlicher Aktivität zu verstehen ist, wie Umfang und

---

[9] Form der autosuggestiven Vertiefung der Entspannung (Kaluza, 2011, S. 95)

Intensität jener Aktivität aussehen müssen, findet sich bei den aktuellen Empfehlungen der World Health Organization (2010).

Es muss an dieser Stelle noch der Hinweis gegeben werden, dass die oben dargestellten 12 wöchentlich, stattfindenden Sitzungen einen idealen Interventionsverlauf kennzeichnen. Gleichwohl lassen sich die verschiedenen Trainingsmodule auch in Form von Block- oder Intervalltrainings verwirklichen (Kaluza, 2011, S. 178).

Parallel zu dem 12-wöchigen Gesundheitsförderungsprogramm bei der Risikogruppe der Studenten, findet mit den Akteuren eine sieben-wöchige Kommunikationsphase statt. Diese orientiert sich an dem *Information-Processing Paradigm* von McGuire (1972, S. 118f; vgl. auch Schlicht & Strauß, 2003, S. 39). Demzufolge muss die persuasive Mitteilung zunächst in angemessener Form der Zielperson *präsentiert* werden. Diese Präsentation hat den Zweck genügend *Aufmerksamkeit* in der Person zu erwecken. Weiter müssen die Argumente der Mitteilung *verstanden* und *akzeptiert* werden. Kommt es in der Folge zu einer neuen Einstellung, so muss diese von der Person *beibehalten* und letztlich muss sie sich gemäß der neuen Einstellung auch *verhalten*.

Wie Schlicht und Strauß (2003, S. 39) richtig erkennen, ist dabei jeder einzelne Schritt „proportional zum Produkt der vorangehenden Schritte." Das hat zur Folge, dass ein fehlendes Verständnis für die persuasiven Argumente den Prozess sehr wahrscheinlich unterbrechen würde. Übertragen auf unsere Intervention bedeutet dies, dass zunächst einmal die Aufmerksamkeit der Akteure auf das universitäre Kohärenzgefühl gelenkt wird und die Dringlichkeit gesundheitsförderlicher Ressourcen uns Strukturen an der Universität als salient erscheinen. Am Ende der sieben-wöchigen Persuasionsphase sollen die Akteure zu einer Verhaltensänderung bewogen werden, die dazu führt langfristig gesundheitsförderliche Maßnahmen zur Stressbewältigung an der Universität zu integrieren. Dafür notwendig sind ein persuasiv konzipiertes Präsentationsmaterial und eine ausgefeilte rhetorische Kompetenz auf Seiten der Implementierer.

Die Pilotstudie des 12-wöchigen Gesundheitsförderungsprogramms zur Stressbewältigung sollte mit etwa 30 Bachelorstudenten an der entsprechenden Universität erfolgen. Die Studierenden evaluieren wöchentlich die Trainingssitzungen mit Hilfe von Fragebögen, die spezifische Items zu den einzelnen Modulen enthalten. Zusätzlich werden Interviews am Ende des Programms mit den Studierenden durchgeführt. Die Pilotstudie hat den Zweck zu bestimmen, „whether planning to this point has resulted in appealing, understandable messages and whether the program can be implemented" (Bartholomew et al.,, 2011, S. 444). Im Weiteren orientiert sich unsere Intervention an den Methoden für das Prestesting und den

Umgang mit den damit erhobenen Daten, wie es Bartholomew und Kollegen (2011, S. 444ff) vorschlagen.

6 Implementationsplanung – Schritt fünf

In dieser Phase des Intervention Mapping ist sicherzustellen, dass das Gesundheitsförderungsprogramm zur Stressbewältigung die intendierten Akteure erreicht (vgl. Bartholomew et al., 2011, S. 506). Hierfür ist ein Interventionsplan zu erstellen, der eine Dissemination ermöglicht (Kraag et al.,2005, S. 42). Zunächst müssen allerdings die organisationalen Strukturen der Universität analysiert und relevante Schlüsselakteure identifiziert werden. Als Schlüsselakteure kommen einflussreiche Personen in Frage, „die einzelne Hochschulgruppen beziehungsweise Interessen vertreten [...] mit Gesundheitsförderung zu tun haben und diesbezüglich Wissen und Ressourcen einbringen können" (Techniker Krankenkasse, 2010, S. 12). In einer übersichtlichen graphischen Darstellung benennt die Techniker Krankenkasse (2010, S. 13f) einige Beispiele für relevante Schlüsselakteure einer gesunden Hochschule und betont gleichzeitig die unabdingbare Voraussetzung, dass mit den besagten Schlüsselakteuren ebenso relevante Kompetenzbereiche, wie Entscheidungs-, Fach-, Netzwerk-, und Betroffenenkompetenz abgedeckt werden müssen. Ziel ist die Genese und Vollendung eines linkage system[10], um sowohl die Entwickler als auch die Abnehmer und Anwender des Gesundheitsförderungsprogramms zu vereinen.

Nunmehr müssen die Ziele für Adoption, Implementation und Aufrechterhaltung formuliert und der Interventionsplan niedergeschrieben werden (vgl. Kraag et al.,2005, S. 42). In diesem Sinne liefert Tabelle 6 eine mögliche Konzeption.

Tab. 6. *Disseminations-/Interventions-Plan.*

Disseminationsstufe	Determinanten	Methoden	Anwendung
Adoption PO.1. Übernahme des Projekts durch die Universität/Studenten	Aufmerksamkeit Einstellung Wissen	Persuasion Modellernen	Symposium Aufmerksamkeit erzeugen (Radio, Zeitung)
Implementation PO.2. Fortführung des Programms in den anderen Instituten	Fähigkeiten Selbstwirksamkeit Verstärkung Konsequenzerwartung	Modellernen Skill Training	Training Workshops (Implementationsrichtlinien, Manuals
Maintenance	Fähigkeiten	Feedback	Anreize bieten

---

[10] Der Leser vergleiche hier die Literaturangabe in Kapitel 5, die auf wesentliche Aspekte und Anforderungen eines linkage system hinweist.

PO.3. Erhalt und Fortführung des Programms; Etablierung eines gesundheitsbezogenen Leitbilds	Selbstwirksamkeit Verstärkung Konsequenzerwartung		Abschlussbericht

Die Auswahl der Determinanten orientiert sich an dem Vorgehen der Implementationsplanung von Kraag und Kollegen (2005, S. 42). Die Autoren berichten:

> „The literature on diffusion theory describes the following main principles, in which three types of knowledge are important in the decision to adopt a programme: awareness of the programme, procedural knowledge about how to use the innovation and principle knowledge, or knowing how the programme works. As attention shifts from adoption to implementation of the programme, behavioural capability, skills, self-efficacy and reinforcement become important determinants."

Neben dem Symposium zum Thema Stressbewältigung an der Universität, welches im Kern über die Notwendigkeit eines derartigen Gesundheitsförderungsprogrammes aufklären soll, ist der Abschlussbericht für die Institutionalisierungsphase von herausragender Bedeutung. In dieser Hinsicht ist der ermahnende Gedanke der Techniker Krankenkasse (2010, S. 106) zu bedenken: „Ein Vorhaben, das nicht ausreichend dokumentiert, hinsichtlich seiner Erfolge bewertet und auf künftige Möglichkeiten geprüft wurde, hat für das Umfeld häufig nicht stattgefunden." Abbildung 4 zeigt ein Beispiel für die entscheidenden Komponenten eines Abschlussberichtes.

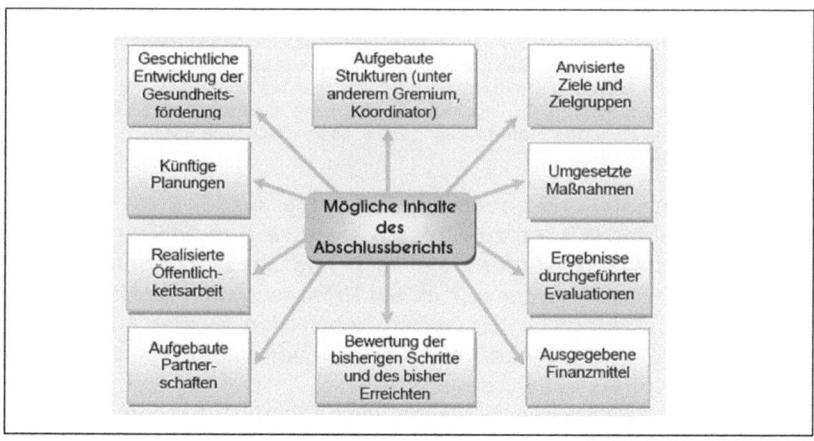

Abb. 4. Inhalte des Abschlussberichts (Techniker Krankenkasse, 2010, S. 105

Zuletzt muss noch der Zeitrahmen für den Implementationsplan festgelegt werden. Die Planungsgruppe einigt sich bei der Adoption um eine Zeitdauer von etwa vier bis sechs Monaten, da angenommen werden muss, dass der Konsens zur Bewilligung des Interventionsprojektes zeitintensive Gespräche zwischen den Schlüsselakteuren und der Planungsgruppe erfordern wird. Für die Implementation sind 12 Monate angesetzt. Die endgültige Konsolidation der Institutionalisierung kann an dieser Stelle nicht abgeschätzt werden.

Wie bereits oben im Abschlussbericht angeklungen ist, ist die Evaluation der Intervention ein unerlässlicher Bestandteil des Intervention Mapping. Das nächste Kapitel widmet sich nun diesem Themenbereich.

7 Evaluationsplanung – Schritt sechs

Schlicht und Brand (2007, S. 142) definieren den letzten Schritt im Intervention Mapping als die planerische „Festlegung der Merkmale, an welchen der Erfolg der Intervention bestimmt werden soll." Angesprochen sind hier zum einen die Ergebnisevaluation und zum anderen die Prozessevaluation (vgl. Bartholomew et al., 2011). Im Hinblick auf die Hochschule findet sich eine ausführliche Beschreibung dieser beiden Evaluationsebenen mit entsprechenden Graphiken und konkreten Fallbeispielen bei der Techniker Krankenkasse (2010, S. 75ff). Im Besonderen wird auf die vorteilhaften hochschulbezogenen Bedingungen für die Evaluation verwiesen:

> Anders als für andere Akteure in der Gesundheitsförderung (zum Beispiel Vereine, Selbsthilfegruppen) gilt für eine Hochschule, dass die Strukturen eine Evaluation deutlich erleichtern können: So kann durch die Zusammenarbeit mit Wissenschaftlern eine fachliche Unterstützung für die Planung, Durchführung und Ausführung generiert werden. Die Hochschulleitung kann zudem gesondert Gelder zur Verfügung stellen, wenn man ihr die Vorteile einer Evaluation darlegt (Techniker Krankenkasse, 2010, S. 76).

Auf der Ergebnisebene ergeben sich folgende ausgewählte Evaluationsfragen: Konnte das Wissen zu Stress respektive zum universitären Kohärenzgefühl verbessert werden? Hat sich das stressbezogene Verhalten bei den Studierenden verändert? Ist die Prokrastination rückläufig? Konnten gesundheitsförderliche Strukturen geschaffen werden? Idealerweise kommen die gleichen Datenerhebungsmethoden zum Einsatz, die bereits in Schritt eins vorgestellt wurden.

Indes auf der Prozessebene lassen sich folgende Fragen formulieren: Konnte die Implementation planmäßig realisiert werden? Welche Probleme traten bei den Methoden und Anwendungen auf? Wie viele Studierende werden durch das Stressbewältigungsprogramm erreicht? Sind die personellen und finanziellen Ressourcen tatsächlich ausreichend? Für die Prozessevaluation eignet sich besonders das Vorgehen nach den Kriterien des Akronyms *RE-AIM* (vgl. Schlicht und Brand, 2007, S. 132, zit. nach Glasgow, Bull, Gillette, Klesges & Dzewaltowski, 2002). Fragebögen und Interview sind auch hier die erste Wahl bei der Datenerhebung. Schließlich soll das Gesundheitsförderungsprogramm nach Kaluza[11] einer Effektevaluation, in Bezug auf die abhängigen Variablen Stressempfinden im Studium und Prokrastination, unterzogen werden. Um kausale Rückschlüsse zu ermöglichen, ist hierfür ein randomisiertes Kontrollgruppen-Design angedacht. Einflussfaktoren wie Vorkenntnisse, intrinsische und extrinsische Motivation sowie Befürchtungen eines sozialen Stigmas können durch eine Baselinemessung und der erwähnten Randomisierung ausgeschlossen werden.

Abschließend sollen die Standards für Evaluationsmaßnahmen gemäß der Deutschen Gesellschaft für Evaluation (2011) aufgelistet werden. Tabelle 7 liefert hierzu die grundlegenden Eigenschaften jedweder Evaluation, sowie die dazugehörigen Kriterien.

Tab. 7. *Standards für Evaluationen (Deutsche Gesellschaft für Evaluation, 2011).*

Eigenschaft	Nummer	Kriterium
Nützlichkeit	N1	Identifizierung der Beteiligten und Betroffenen
	N2	Klärung der Evaluationszwecke
	N3	Glaubwürdigkeit und Kompetenz des Evaluators
	N4	Auswahl und Umfang der Information
	N5	Transparenz von Werten
	N6	Vollständigkeit und Klarheit der Berichterstattung
	N7	Rechtzeitigkeit der Evaluation
	N8	Nutzung und Nutzen der Evaluation
Durchführbarkeit	D1	Angemessene Verfahren
	D2	Diplomatisches Vorgehen
	D3	Effizienz von Evaluationen
Fairness	F1	Formale Vereinbarung
	F2	Schutz individueller Rechte
	F3	Vollständige und faire Überprüfung
	F4	Unparteiische Durchführung und Berichterstattung
	F5	Offenlegung der Ergebnisse
Genauigkeit	G1	Beschreibung des Evaluationsgegenstandes
	G2	Kontextanalyse
	G3	Beschreibung von Zwecken und Vorgehen
	G4	Angabe von Informationsquellen
	G5	Valide und reliable Informationen
	G6	Systematische Fehlerprüfung
	G7	Analyse qualitativer und quantitativer Informationen
	G8	Begründete Schlussfolgerung
	G9	Meta-Evaluation

---

[11] siehe Schritt vier

8 Kritische Reflexion

Der wichtigste Kritikpunkt betrifft gewiss die Frage, wie das beschriebene Gesundheitsförderungsprogramm nach Kaluza in ein schon zeitintensives Bachelorstudium integriert werden soll. Damit impliziert ist die Gefahr, dass die verpflichtenden Trainingsmodule zur erfolgreichen Stressbewältigung, das Stresserleben noch deutlich verschärfen könnten.
Zur Lösung dieses Problems bietet es sich an, das Stressbewältigungsprogramm in das Angebot der Schlüsselqualifikationen zu übernehmen. Da diese sogenannten *SQ-Module* in den meisten Studienordnungen ein obligater Bestandteil im Bachelorstudium sind, könnten mit dieser Konstellation sowohl Leistungspunkte für das Studium erzielt als auch die notwendigen Kompetenzen für eine angemessene Stressbewältigung erlangt werden.
Weniger ein Kritikpunkt als vielmehr eine Anregung zur Optimierung und Erweiterung der Interventionsziele wäre es, den genauen Zusammenhang zwischen körperlicher Aktivität und Stressempfinden zu erforschen. In dieser Hinsicht bieten die Empfehlungen der WHO zur körperlichen Aktivität nur allgemeine Richtlinien. Gefragt wäre jedoch eine spezifische Dosis-Wirkungsbeziehung, um das Ausmaß der Reduktion von Stress zu ermitteln.
Obwohl die Gliederung dieser Arbeit einen linearen Ablauf der Interventionsplanung nahelegt, ist dies vom Verfasser dieser Zeilen keinesfalls intendiert. Ganz in Gegenteil ist es das Bestreben dieser fiktiven Intervention den iterativen Charakter des Intervention Mapping zu betonen. In den Worten von Schlicht und Brand (2007, S. 142f):

> „Wichtig festzuhalten ist, dass es sich beim Intervention Mapping um einen iterativen Prozess handelt, der vollständig oder auch nur in Teilen durchlaufen werden kann. Das Verfahren basiert auf dem Gedanken, dass es zur Planung, Durchführung, Bewertung und vor allem für die Wiederholung von wissenschaftlichen fundierten Interventionen unerlässlich ist, diese systematisch und möglich umfassend zu dokumentieren."

Eine Evaluation, die hier in allen Phasen des Intervention Mapping Verfahrens erfolgen soll, ist dieser Feststellung Folge geleistet.

Literatur

Antonovsky, A. (1988). *Unraveling the mystery of health. How people manage stress and stay well.* San Fransisco: Jossey-Bass.

Bartholomew, L.K., Parcel, G.S., Kok, G., Gottlieb, N.H. & Fernandez, M.E. (2011). *Planning Health Promotion Programs. An Intervention Mapping Approach* (3. Aufl.). San Francisco: Jossey-Bass.

Born, A., Crackau, B. & Thomas, D. (2008). Das Kohärenzgefühl als Ressource beim Übergang ins Studium. *Zeitschrift für Gesundheitspsychologie 16* (2), 51-60.

Cialdini, R.B. (2010). *Die Psychologie des Überzeugens. Ein Lehrbuch für alle, die ihren Mitmenschen und sich selbst auf die Schliche kommen wollen* (6., vollständig überarbeitete und ergänzte Aufl.). Bern: Huber.

Cialdini, R.B., Maner, J.K. & Gerend, M.A. (2007). Persuasion. In J. Kerr, R. Weitkunat & M. Moretti (Hrsg.), *ABC der Verhaltensänderung. Der Leitfaden für erfolgreiche Prävention und Gesundheitsförderung* (S. 267-277). München: Elsevier.

Dalum, P., Schaalma, H. & Kok, G. (2011). The development of an adolescent smoking cessation intervention – an Intervention Mapping approach to planning. *Health Education Research,* 1-10. Zugriff am 07. September 2011 unter http://her.oxfordjournals.org/content/early/2011/07/05/her.cyr044.full.pdf+html

Deutsche Gesellschaft für Evaluation. (2011, 17. Juli). *Standards für Evaluation.* Zugriff am 06. September 2011 unter http://www.degeval.de/degeval-standards/standards

Dishman, R.K. & Jackson, E.M. (2000). Exercise, fitness, and stress. *International Journal of Sport Psychology, 31,* 175-203.

Felser, G. (2007). *Werbe- und Konsumentenpsychologie* (3. Aufl.). Berlin, Heidelberg: Springer.

Fuchs, R. (2003). *Sport, Gesundheit und Public Health.* Göttingen, Bern, Toronto, Seattle: Hogrefe.

Gangl, K. (2009, 14. Mai). *Stress. Aktuelle Bevölkerungsbefragung:Ausmaß, Ursachen und Auswirkungen von Stress in Deutschland.* Zugriff am 15. August unter http://www.tk.de/centaurus/servlet/contentblob/164756/Datei/18739/TK_Presse Press.pdf

Glanz, K. & Schwarz, M.D. (2008). Stress, Coping, and Health Behavior. In K. Glanz, B.K. Rimer & K. Viswanath (Hrsg.), *Health Behavior and Health Education. Theory, Research, And Practice* (S. 211-236). San Francisco: Jossey-Bass.

Glasgow, R.E., Bull, S.S., Gillette, C., Klesges, L.M. & Dzewaltowski, D.A. (2002). Behaviour change intervention research in health care settings: A review of recent reports with emphasis on external validity. *American Journal of Preventive Medicine, 23,* 62-69.

Gräser, S. (2007). Der Kohärenzsinn von Hochschulen – ein neuer Ansatz zur Corporate Identity? In A. Krämer, U. Sonntag, B. Steinke, S. Meier & C. Hildebrand (Hrsg.), *Gesundheitsförderung im Setting Hochschule. Wissenschaftliche Instrumente, Praxisbeispiele und Perspektiven* (S. 61-70). Weinheim, München: Juventa.

Green, L.W. & Kreuter, M.W. (2005). *Health program planning: An educational and ecological approach* (4. Aufl.). New York: McGraw Hill Professional.

Hildebrand, C., Michel, S. & Surkemper, H-P. (2007). Die Gesundheit der Statusgruppen – eine Synopse. In A. Krämer, U. Sonntag, B. Steinke, S. Meier & C. Hildebrand (Hrsg.), *Gesundheitsförderung im Setting Hochschule. Wissenschaftliche Instrumente, Praxisbeispiele und Perspektiven* (S. 13-28). Weinheim, München: Juventa.

Hornung, R. & Koch, D. (1999). Zusammenfassende Überlegungen und Schlussfolgerungen. In N. Bachmann, D. Berta, P. Eggli & R. Hornung. *Macht Studieren krank? Die Bedeutung von Belastung und Ressourcen für die Gesundheit der Studierenden* (S. 189-198). Bern, Göttingen, Toronto, Seattle: Hans Huber.

Jerusalem, M. (1990). *Persönliche Ressourcen, Vulnerabilität und Streßerleben*. Göttingen: Hogrefe.

Jerusalem, M. & Weber, H. (Hrsg.). (2003). *Psychologische Gesundheitsförderung. Diagnostik und Prävention*. Göttingen, Bern, Toronto, Seattle: Hogrefe.

Kaluza, G. (2011). *Stressbewältigung* (2. Aufl.). Berlin, Heidelberg: Springer.

Kraag, G., Kok, G., Abu-Saad, H-H., Lamberts, P. & Fekkes, M. (2005). Development of a Stress Management Programme – Learn Young, Learn Fair – for Fifth and Sixth Formers in the Netherlands Using Intervention Mapping. *International Journal of Mental Health Promotion, 7* (3), 37-44.

Lazarus,R.S. & Folkman, S. (1984). *Stress, Appraisal, and Coping*. New York: Springer.

Luszczynska, A. & Sutton, S. (2007). Einstellungen und Erwartungen. In J. Kerr, R. Weitkunat & M. Moretti (Hrsg.), *ABC der Verhaltensänderung. Der Leitfaden für erfolgreiche Prävention und Gesundheitsförderung* (S. 75-90). München: Elsevier.

McAlister, A.L., Perry, C.L. & Parcel, G.S. (2008). How Individuals Environments and Health Behaviors Interact. Social Cognitive Theory.

McGuire, W.J. (1972). Attitude Change: The Information-Processing Paradigm. In C.G. McClintock (Hrsg.), *Experimental Social Psychology* (S. 108-141). New York: Holt, Rinehart & Winston. In K. Glanz, B.K. Rimer & K. Viswanath (Hrsg.), *Health Behavior and Health Education. Theory, Research, And Practice* (S. 169-188). San Francisco: Jossey-Bass.

Michel, S. (2007). Fokusgruppenbefragung als Instrument der Bedarfserhebung von Zielgruppen der Gesundheitsförderung an Hochschulen. In A. Krämer, U. Sonntag, B. Steinke, S. Meier & C. Hildebrand (Hrsg.), *Gesundheitsförderung im Setting Hochschule. Wissenschaftliche Instrumente, Praxisbeispiele und Perspektiven* (S. 13-28). Weinheim, München: Juventa.

Montano, D.E. & Kasprzyk, D. (2008). Theory of Reasoned Action, Theory Of Planned Behavior, And The Integrated Behavioral Model. In K. Glanz, B.K. Rimer & K. Viswanath (Hrsg.), *Health Behavior and Health Education. Theory, Research, And Practice* (S. 67-96). San Francisco: Jossey-Bass.

Petty, R.E., Barden, J. & Wheeler, S.C. (2009). The Elaboration Likelihood Model Of Persuasion: Developing Health Promotion For Sustained Behavioral Change. In R.J. DiClemente, R.A. Crosby & M.C. Kegler (Hrsg.), *Health Promotion Practice And Research* (S. 185-214). San Francisco: Jossey-Bass.

Petty, R.E. & Cacioppo, J.T. (1986). *Communication and Persuasion. Central and Peripheral Routes to Attitude Change*. New York: Springer.

Rückert, H-W. (2011). *Schluss mit dem ewigen Aufschieben: Wie Sie umsetzen, was Sie sich vornehmen* (7., überarbeitete Aufl.). Frankfurt, New York: Campus Verlag.

Schlicht, W. & Brand, R. (2007). *Körperliche Aktivität, Sport und Gesundheit. Eine interdisziplinäre Einführung*. Weinheim, München: Juventa.

Schlicht, W. & Strauß, B. (2003). *Sozialpsychologie des Sports*. Göttingen: Hogrefe.

Schulz, N. (2007). *Procrastination und Planung. Eine Untersuchung zum Einfluss von Aufschiebeverhalten und Depressivität auf unterschiedliche Planungskompetenzen*. Dissertation, Westfälischen Wilhelms-Universität.

Techniker Krankenkasse. (Hrsg.). (2008). *Gesunde Hochschule – ein Leitfaden für Gesundheitsexperten an Hochschulen*. (Veröffentlichungen zum Betrieblichen Gesundheitsmanagement der TK, 20). Hamburg: TK-Hausdruckerei.

Techniker Krankenkasse. (Hrsg.). (2010). *Gesunde Lebenswelt Hochschule – ein Praxishandbuch für den Weg zur Gesunden Hochschule*. (Veröffentlichungen zum Betrieblichen Gesundheitsmanagement der TK, 23). Hamburg: TK-Hausdruckerei.

Wänke, M. & Bohrer, G. (2006). Einstellungen. In H.-W. Bierhoff & D. Frey (Hrsg.), *Handbuch der Sozialpsychologie und Kommunikationspsychologie* (S. 404-422). Göttingen: Hogrefe.

World Health Organization. (Hrsg.). (2010). *Global recommendations on physical activity for health*. Genf: WHO Press.

Abbildungsverzeichnis

Tabellenverzeichnis

Anhang

Academic Procrastination State Inventory

Geben Sie bitte an, inwieweit jede der folgenden Aussagen auf Sie zutrifft. Lesen Sie jede Aussage sorgfältig durch. Es gibt keine richtigen oder falschen Antworten.

1 = niemals
2 = selten
3 = manchmal
4 = meistens
5 = immer/ständig

		niemals	selten	manch-mal	meis-tens	immer/ständig
1.	Ich zögere den Beginn von Aufgaben bis zur letzten Minute hinaus.	1	2	3	4	5
2.	Ich brauche oft sehr lange, um mit einer Sache in Gang zu kommen.	1	2	3	4	5
3.	Selbst wenn ich weiß, dass eine Aufgabe unbedingt erledigt werden muss, kann ich mich nur schwer dazu durchringen, gleich damit anzufangen.	1	2	3	4	5
4.	Ich zögere den Beginn von Arbeiten solange hinaus, dass ich nicht rechtzeitig damit fertig werde.	1	2	3	4	5
5.	Mit Arbeiten, die unbedingt getan werden müssen, fange ich unverzüglich an.	1	2	3	4	5
6.	Ich muss mich oft furchtbar beeilen, um Dinge noch rechtzeitig fertig zu bekommen.	1	2	3	4	5
7.	Wenn ein wichtiges Problem anstehen würde, würde ich so schnell wie möglich damit anfangen.	1	2	3	4	5
8.	Gäbe es einen Kurs, der mir helfen würde, meine Anlaufschwierigkeiten beim Arbeiten abzubauen, würde ich ihn besuchen.	1	2	3	4	5
9.	Ich schiebe Arbeiten nicht auf, wenn ich weiß, dass sie unbedingt erledigt werden müssen.	1	2	3	4	5
10.	Ich bin mit meinen Arbeiten oft schon früher fertig als nötig.	1	2	3	4	5
11.	Ich erledige meine Aufgaben regelmäßig jeden Tag, damit ich mit meinem Pensum nicht in Verzug gerate.	1	2	3	4	5
12.	Wenn eine Prüfung bevorsteht, bin ich oft noch mit anderen Arbeiten beschäftigt, die kurzfristig fertig gestellt werden müssen.	1	2	3	4	5
13.	Bei wichtigen Terminen an der Hochschule kalkuliere ich eine reichlich bemessene Zeitreserve ein.	1	2	3	4	5
14.	Ich nutze Freistunden zwischen einzelnen Lehrveranstaltungen, um schon einmal mit meinen häuslichen Lernaufgaben in Gang zu kommen.	1	2	3	4	5
15.	Wenn ich eine wichtige Verabredung habe, sorge ich dafür, dass die dafür benötigten Sachen am Abend vorher bereitliegen.	1	2	3	4	5
16.	Ich achte sorgfältig darauf, ausgeliehene Bücher rechtzeitig zur Bibliothek zurückzubringen.	1	2	3	4	5
17.	Zu Verabredungen und Treffen komme ich oft zu spät.	1	2	3	4	5
18.	Im Allgemeinen komme ich rechtzeitig zu Lehrveranstaltungen.	1	2	3	4	5
19.	Ich neige dazu, die Arbeitsmenge, die ich innerhalb einer bestimmten Zeit bewältigen kann, zu überschätzen.	1	2	3	4	5